AF396311

CAUSE
DU MUTISME

CHEZ LES SOURDS

COMMUNÉMENT DÉSIGNÉS

SOUS LE NOM DE

SOURDS-MUETS,

Par B. DUBOIS fils aîné,

Professeur.

« Prenez garde que je n'ai point dit qu'un muet ne *peut* pas parler, mais ne *sait* pas parler. Il est possible que Massieu apprît à parler, si j'avais le temps de le lui apprendre. »
(*Abbé* SICARD.)

A PARIS,

CHEZ L'AUTEUR, RUE DE RIVOLI, 22.

1844

Imprimerie de GUIRAUDET et JOUAUST,
rue Saint-Honoré, 315.

CAUSE

DU MUTISME

CHEZ LES SOURDS *.

———◦———

Pourquoi les sourds sont-ils muets? question bien controversée déjà, émise en maintes circonstances, et dont la solution est encore à donner. Y a-t-il opportunité à nous en occuper en ce moment? Le peu de succès obtenu jusqu'à ce jour au moyen de la mimique considérée sous le double rapport d'enseignement et de communication, après quatre-vingt-cinq années d'expérience, nous imposé ce devoir. Puisse ce travail, tout incomplet qu'il soit, contribuer à élucider cette question importante et la faire avancer dans la voie du progrès ! Nous voyons tous les jours la position, tant individuelle que sociale, des infortunés sourds et muets, s'aggraver de

* L'auteur de cet opuscule est sourd lui-même depuis l'âge de 4 ans.

plus en plus, et cela en plein dix-neuvième siècle, malgré les efforts instants d'hommes désintéressés qu'inspire la philanthropie la plus pure. De même qu'il y aurait inhumanité à refuser du pain au malheureux pressé par la faim, de même aussi il y aurait inhumanité flagrante, j'ai presque dit crime de lèse-humanité, à priver plus long-temps le sourd des moyens qui peuvent contribuer à améliorer sa position, à le faire jouir du bienfait que tout individu a droit d'attendre de la société dans laquelle il vit.

L'homme peut être sourd sans être muet; il peut aussi être muet sans être sourd; il peut encore être tout à la fois sourd et muet.

Comme il ne s'agit ici que de la perte du sens de l'ouïe, de la surdité, il est inutile d'entrer, quant à présent, dans de plus longs détails sur ces trois distinctions. Elles résultent de l'observation exacte des faits, et méritent d'attirer toute notre attention. Disons quelques mots de chacune de ces trois divisions.

1° Dans la première, les cas sont très nombreux. On observe la surdité sur les deux sexes et à tous les âges. La perte de l'ouïe qui arrive inopinément est aisée à réparer; pour cela on n'a autre chose à faire qu'à ne pas perdre de temps. Dès le moment qu'elle s'est déclarée, il faut lui opposer des moyens curatifs, sans chercher à savoir si elle sera passagère ou non.

2° Dans la seconde division, les cas sont plus rares. Le mutisme n'est que temporaire, ordinairement de peu de durée; on l'observe chez les personnes sujettes aux extinctions de voix qui entraînent l'impossibilité d'émettre des sons. Les véritables muets ne sont guère que

ceux qui sont affectés de lésions organiques de l'appa-
reil vocal.

3° Dans la troisième catégorie enfin se trouvent ran-
gés les individus sourds qui ne sont pas nécessairement
muets, mais qui. le deviennent par la négligence des
personnes qui les entourent. La surdité de ces malheureux une fois constatée, on pense généralement qu'il
n'y a plus rien à faire, que le mutisme chez eux est in-
curable ; qu'il est inutile, impossible même, de les exer-
cer à la parole : erreur grave que plus tard nous démon-
trerons par des faits. C'est dans l'enfance et l'adolescence que se rencontrent les sujets de cette troisième
division.

Personne que nous sachions, excepté du moins la
mère de famille qui n'a pas quitté un seul instant son
enfant, n'a suivi ni observé le sourd et muet dès sa plus
tendre enfance. Les écrivains qui se sont occupés de
cette classe d'individus n'en disent pas un mot dans
leurs nombreux ouvrages. Il est bien regrettable pour
cette masse d'infortunés, et surtout pour l'art de les instruire, que ces observations n'aient pas été faites. Dès
l'origine de l'enseignement elles eussent mis nos meil-
leurs précepteurs dans la véritable voie, et eussent épar-
gné bien des déceptions à ceux qui, sous l'empire de
belles espérances, se sont trop confiés dans le talent
du maître et dans les bonnes dispositions de l'élève.
Malgré l'espace assez long de quatre-vingt-cinq ans que
nous venons de parcourir, et malgré les faits qui se
sont répétés maintes fois dans ce laps de temps, on dit
aujourd'hui encore que l'art d'instruire les sourds et
muets est si difficile, qu'il exige de la part du maître le plus

habile des efforts persévérants et des soins spéciaux. Ce
sont là des moyens usés qu'il n'est plus permis d'autori-
ser, de tolérer aujourd'hui, au dix-neuvième siècle, siècle des lumières et du progrès, lorsqu'au seizième siècle
nous voyons déjà un bénédictin du monastère espagnol
d'Ona, Pierre de Ponce, enseigner aux sourds « à parler avec une perfection rare », et l'abbé de l'Épée por-
ter deux siècles plus tard ce jugement d'une admirable
sagacité : « L'instruction des sourds et muets n'est pas
une œuvre aussi difficile qu'on le suppose ordinairement. Il ne s'agit que de faire entrer par leurs yeux
dans leur esprit ce qui est entré dans le nôtre par les
oreilles. Ces deux portes ouvertes en tout temps présen-
tent l'une et l'autre un chemin qui conduit au même
terme, lorsqu'on ne s'égare ni à droite ni à gauche de
celui des deux dans lequel on s'est engagé. »

Au lieu d'avancer que l'art d'instruire les sourds est
hérissé de difficultés, comme on le fait, on aurait dû
dire qu'on ne les connaît pas encore, ce qui est vrai.
Qu'a donc à faire le professeur qui veut rendre cet art
facile et à la portée de tout le monde ? Rien autre chose
que de bien étudier le sourd pour pouvoir se rendre
maître de lui ; sinon, et quelque bien dirigés que soient
ses efforts, il n'obtiendra pas sur la majorité de ses
élèves le succès qu'il désire.

Mais revenons. Il a été établi que le plus grand nombre des sourds appartient à cette classe nombreuse où
les parents sont obligés de vaquer chaque jour aux af-
faires particulières de leur profession, et que le reste, si
minime, qu'il peut passer inaperçu, appartient à cette
classe de gens qui ne sont pas, comme ceux de la premiè-

re, obligés de travailler. La cause de cette grande dis-
proportion entre le nombre des sourds appartenant à
chacune de ces deux classes n'est pas difficile à saisir ;
elle se montre d'elle-même aux yeux de l'observateur
le moins exercé. Cette différence entre ces deux classes
n'est pas sans portée ; elle mérite qu'on ne la perde pas
de vue, car c'est là que doivent être puisées les premiè-
res données dont ont besoin tous ceux qui s'occupent
de sourds, pour se frayer une route sûre. Cette remarque faite en passant a pour but de faire voir dans laquelle de ces deux classes les enfants sont entourés de
plus de soins. C'est une statistique à dresser ; on n'y a
pas encore songé. Tant qu'ils négligeront cette base fondamentale de l'enseignement, nos professeurs n'obtien-
dront rien sur l'immense majorité de leurs élèves, ces
derniers eussent-ils plus de six années d'études à faire.

Les neuf dixièmes de ces infortunés ne sont pas ve-
nus au monde sourds et muets comme on le prétend ;
ils ont perdu l'ouïe, les uns à la suite de ces nombreu-
ses et fréquentes maladies qui assiégent l'enfance, les
autres à la suite de ces accidents si divers et si imprévus
auxquels est sans cesse exposé leur jeune âge. Nous n'en-
treprendrons pas l'énumération de toutes ces maladies
et de tous ces accidents ; ce serait trop long et dépasse-
rait les bornes de notre cadre. Mais nous nous permet-
trons de dire à cette occasion que ces maladies, que ces
accidents, viennent presque tous, et ceci est facile à
prouver, du fait des mères de famille ; ils sont causés
ou par l'incurie de ces dernières à entourer leurs enfants de soins assez attentifs, ou par la négligence qu'elles apportent dans la surveillance des personnes merce-

naires, et souvent brutales, auxquelles elles les confient.

En attendant que des faits sagement recueillis aient fixé l'opinion sur les véritables causes de la surdité, plaçons ici une remarque qui, nous l'espérons, ne sera pas sans intérêt. Lorsqu'on voit un enfant atteint de surdité dès sa naissance, on s'imagine tout naturellement qu'il est privé de la faculté d'émettre des sons; on dit que l'absence de l'ouïe entraîne l'absence de la parole. C'est une erreur : on confond un sens avec une faculté, l'audition et la parole; l'une est inhérente à la constitution de l'homme, l'autre s'obtient par l'exercice et l'éducation. Qui n'a entendu le nourrisson bercé sur le sein de sa mère pousser au hasard des sons qu'on appelle vagissements, ce qu'Aristote ne voulait pas qu'on réprimât, les regardant comme une sorte d'exercice qui supplée aux autres mouvements, signes visibles de son existence? Eh bien, qu'on nous dise maintenant si l'on n'a pas entendu le sourd et muet réputé de naissance, ou le sourd et muet qui l'est devenu presque au moment de sa venue au monde, pousser des vagissements! Si l'on supposait que le sourd et muet ne pût parler, il faudrait admettre au préalable, pour être conséquent, qu'il n'a pas de *voix*. Or a-t-on vu un sourd et muet de naissance qui ne poussât le moindre cri en gesticulant à la vue ou à la nouvelle de quelque chose qui l'impressionne?.... Evidemment non; l'observation de tous les jours est là pour répondre.

La France, le berceau de l'école des sourds, possède aujourd'hui quarante institutions ouvertes à ces malheureux, tandis qu'elle ne compte qu'un seul établissement consacré à l'éducation et à l'instruction des jeunes aveugles des deux sexes. Cela veut-il dire que les sourds et muets sont et doivent être plus nombreux que les aveugles? Nous ne le croyons pas. Dans notre pensée, le nombre des aveugles doit être dans la plus tendre enfance plus fort que celui des sourds, et pendant l'adolescence celui des premiers moins nombreux que celui des seconds. Dès les premiers jours qu'on s'aperçoit que l'enfant est privé de la lumière, on se met en campagne, on fait tout ce qu'on peut pour lever l'obstacle qui chez lui s'oppose à la vision. Quant au sourd, cela ne se fait pas de la même manière : l'enfant, en devenant sourd, présente toujours la même physionomie ; son physique ne s'est pas visiblement modifié, et ne laisse voir aucun changement susceptible de faire remarquer au moindre coup d'œil son infirmité : car les organes de l'ouïe, profondément situés dans une cavité inaccessible à la vue, sont pour ainsi dire soustraits aux moyens d'investigation des parents. Ce n'est ordinairement que long-temps après l'apparition du mal qu'on peut constater les désordres qu'il a produits, qu'on acquiert la triste certitude de la surdité de l'enfant. Au moindre bruit comme au plus fort l'enfant ne détourne pas la tête ; imprévoyants qu'ils sont, ses parents ne s'inquiètent pas ; ils se bornent à dire que leur enfant n'a pas encore appris à écouter, ou bien qu'il y a chez lui défaut d'attention, une trop grande vivacité par exemple.

Cette douloureuse infirmité frappant beaucoup moins que la cécité, la mère se berce de l'espérance que son enfant entendra plus tard, comme cela arrive à certaines personnes qui sont sourdes momentanément, passagèrement, ou qu'il pourra recouvrer l'ouïe le jour où il sera en état de supporter les traitements. Pour l'enfant qui est privé de la lumière, on ne perd pas un instant; pour l'enfant sourd, dès qu'on a constaté son infirmité, généralement on s'en afflige peu, on attend. Quelle absurdité! Ne sait-on pas qu'on rend l'ouïe à ceux qui sont sourds depuis peu de temps, tandis que tous les efforts restent stériles quand on veut vaincre des surdités anciennes?

Nous nous sommes peut-être trop longuement étendu sur la surdité; il faut maintenant arriver au mutisme. Nous avons avancé que les neuf dixièmes des sourds et muets ne le sont pas de naissance, qu'ils le deviennent à la suite de maladies ou d'accidents. Abordons maintenant la question de savoir pourquoi les sourds sont muets.

Il est généralement admis aujourd'hui que la surdité est la cause du mutisme; et les faits de tous les jours semblent militer en faveur de cette proposition. Mais pourquoi ce paradoxe à la place de la vérité? Pourquoi jusqu'à ce jour a-t-on persisté à croire que la surdité entraîne à sa suite le mutisme? C'est qu'on n'a pas voulu assigner à ce dernier sa véritable cause dans la grande majorité des cas. Tout effet a sa cause; la cause étant connue, ne peut-on pas prévenir ses effets? La cause du mutisme chez les individus qu'on appelle sourds et muets de naissance ne dépend pas, comme on l'a cru jusqu'ici, du défaut d'audition. Ces malheureux sont sourds, mais ils ne sont pas muets. Comme tous les enfants qui viennent au monde, ils ne savent pas parler; mais apprenez-leur à faire usage de l'organe vocal, et ils parleront. Pour nous, nous ne craignons pas d'affirmer que la surdité n'entraîne pas nécessairement le mutisme. Démontrer la vérité de cette proposition est une tâche noble et grande qui conduira à une méthode plus prompte, plus facile, d'enseignement, et féconde en résultats certains. On ne sera plus obligé alors de consacrer fortune, temps et santé, à éduquer péniblement ces infortunés pendant six et même quinze années consécutives, et le plus souvent sans succès. Prévenir le mutisme chez les sourds de naissance et chez les sourds à la suite des maladies ou des accidents, développer par des moyens rationnels, par l'exercice, les organes de la parole : là est tout le problème, là est la base fondamentale, le principe de toute bonne éducation pour ces infortunés. Voyez, choisissez entre ces deux méthodes celle qui vous paraît la plus digne, la plus honorable ; l'une vous conduira à la célébrité, à la gloire ; l'autre attirera sur vous l'estime et la reconnaissance publique : car avec la première vous aurez fait mouvoir une machine en lui ouvrant les uns après les autres tous ses sens ; avec la seconde vous aurez rendu ces sourds moralement et physiquement moins malheureux, en les instruisant par la parole.

Nous dirons que tous les sourds qui forment la catégorie distincte de celle des sourds de naissance doivent avoir entendu et parlé pendant un temps plus ou moins long avant et après leur surdité. Tous ces individus en grandissant perdent peu à peu l'usage de la parole, ou l'ignorent s'ils sont devenus sourds avant le dixième mois, époque où les enfants commencent ordinairement à bégayer ; et quand les uns et les autres ne peuvent émettre de sons, ils sont dans toute l'acception du mot devenus *muets*. Nous voyons tous les jours, et en quelque endroit que nous portions nos pas, une foule de gens de tous les âges, c'est-à-dire depuis celui de 15 ans jusqu'à celui de 90, qui ne parlent pas moins aussi bien qu'avant l'époque fatale de leur surdité. D'où vient donc que nos jeunes enfants ne parlent pas, tandis que tous les individus qui sont atteints de surdité après l'âge de 15 ans ne continuent pas moins à émettre des sons? A quoi faut-il imputer ce contraste si frappant et surtout si affligeant?

Personne ne peut mettre en doute la tendresse maternelle; tous les jours nous en avons des preuves multipliées. A la vue de son enfant sourd, la mère s'inquiète, s'afflige. Elle seule, par sa prévoyante sollicitude, peut tout à la fois adoucir ses chagrins, et préparer à son enfant un avenir, sinon heureux, au moins supportable, en ayant recours à des moyens qui empêcheront qu'une infirmité nouvelle, le mutisme, ne vienne s'ajouter à la surdité. Lorsqu'un enfant est sourd, la mère doit se résigner et ne pas se livrer à ces lamentations qui ne remédient à rien, mais rassembler tout son courage pour éviter un second fléau. La tâche est rude, il est vrai; mais, en s'y prenant de bonne heure, elle peut la rendre plus facile, plus agréable, et voir ses efforts couronnés par de brillants succès. Il est sourd! Qu'elle se garde bien de la moindre négligence dans ce cas; qu'elle s'abstienne, pour agir, d'attendre la guérison que lui promet le médecin; qu'elle se mette de suite à l'œuvre. Le plus pressé est d'éviter que son enfant devienne muet. La guérison de la surdité est incertaine.

Qui peut en effet en prévoir l'issue d'une manière sûre
et positive? Mais vos efforts à prévenir le mutisme ne
seront pas stériles. Essayez, tendres mères, et vous
verrez.

Les sourds deviennent muets parce qu'ils n'entendent pas, proposition qui, tout admissible qu'elle pa-
raisse, n'est qu'un paradoxe; une foule de faits bien
observés la détruisent, l'anéantissent. Pour nous, qui
savons qu'on peut parler tout le temps qu'on a à vivre,
pendant et après la surdité, nous disons que les sourds
deviennent muets par deux raisons : la première, c'est
qu'on ne cherche pas à les faire parler s'ils n'ont pas ar-
ticulé avant l'époque où ils ont perdu l'ouïe ; la seconde,
c'est qu'on ne cultive pas chez eux la_parole en l'entre-
tenant par un usage fréquent et journalier dès qu'ils
ont cessé d'entendre. Ceci s'applique à tous les sourds
sans distinction d'âge ni de tempérament, y compris
les sourds de naissance. Ainsi il n'est plus permis d'admettre que les sourds ne parlent pas parce qu'ils n'entendent pas; il faut dire, pour être dans le vrai : *Les
sourds sont muets parce qu'ils ne parlent pas.* Il n'y a rien
d'inventé ici, c'est toute la vérité, et, du reste, cette
proposition peut s'établir aisement par des faits.

Des écrivains, de quelque mérite d'ailleurs, se sont
occupés depuis quelque temps de la prééminence de la
mimique comme moyen de communication et d'enseignement. Dans leurs écrits, ils ont cherché à prouver
que la mimique est naturelle, nécessaire aux sourds-
muets, qui, ont-ils dit, ne l'inventent pas, mais la
trouvent sous leurs mains. Ils ont donné à entendre
que proscrire ce langage c'est commettre à leur égard

un acte monstrueux de lèse-humanité, leur ôter les moyens de développer leurs facultés morales et intellectuelles, les condamner au silence, à la solitude, les reléguer pour toujours loin du commerce de la société. Tout ceci est un pur sophisme. A-t-on vu, a-t-on expérimenté, a-t-on observé l'état du sourd et muet à qui l'on aurait interdit l'usage des signes?

Celui qui entend et parle a-t-il créé la parole dont il se sert tous les jours? Non. Le sourd-muet qui gesticule n'a pas plus inventé ses signes que l'individu qui entend et qui parle n'a inventé la parole. La parole, de même que les signes, sont l'effet de l'éducation. Mais vous me demanderez pourquoi ces entendants parlent et ces sourds gesticulent? C'est qu'ils ont appris, les uns la parole, les autres les gestes : celui qui entend a entendu parler, et il a parlé; celui qui est sourd a vu faire des signes, et il en a fait. Il n'y a pas de paralogisme dans ceci. Mais hâtons-nous d'ajouter que les signes peuvent être et sont naturels quand ils imitent bien les objets physiques et nos actions par de fidèles représentations, et ne sont pas du tout naturels aux sourds et muets.

Cela posé, il est inutile d'y insister davantage. Les parents se sont-ils aperçus de la surdité de leur enfant, ils disent, ce qui est très naturel, qu'il n'entendra pas leur voix, qu'il y restera toute sa vie complétement étranger. Quand vient le moment où ils sentent le besoin de se faire comprendre de lui, soit pour lui demander ce qu'il veut, soit pour obtenir de lui quelques renseignements, par exemple ce qui s'est passé dans la maison, soit pour lui faire faire telle chose qu'ils dé-

sirent, ils lui font des signes, les répètent plusieurs
fois, jusqu'à ce qu'ils croient avoir été compris : car il
est très rare que le sourd et muet ordinaire comprenne
sur-le-champ tous les signes qu'on lui fait ; il faudrait
supposer qu'il ait deux fonctions bien distinctes : la
première, celle de suivre tous ces mouvements ; la seconde, celle de rassembler les idées que chacun d'eux
a représentées ou rappelées. A la vue des signes qu'on
lui fait, l'enfant, quelque âge qu'il ait, ouvre de grands
yeux, et s'étonne de voir cette gesticulation fonction-
ner par exception devant lui. Peu à peu ces signes lui
deviennent familiers ; il commence à les comprendre,
et, à force de se les voir répéter, il les imite et se les
approprie tant bien que mal. Au moment où il a compris les signes, son attention tout entière se porte exclusivement sur les bras, les mains, les yeux des personnes ; il en épie les mouvements, et s'applique à trou-
ver une signification au moindre geste. Plus tard on dit
à l'enfant, et toujours au moyen des signes, qu'il est
sourd, que les autres ne le sont pas ; on lui fait voir
que la parole est pour les autres, qui entendent, et que
les signes sont pour lui, qui n'entend pas....... A cette
nouvelle, quelle impression éprouve le malheureux enfant ? Il se résigne, et à partir de ce moment il n'a plus
de timidité à faire des gestes. Avec le temps, sourds et
muets, parents et amis, parviennent à mieux gesticu-
ler, et par conséquent à se mieux faire comprendre.
Mais ces signes, il faut bien le dire, n'ont pas de règles
fixes ; ils ne peuvent être reproduits ni sur le papier, ni
par la gravure la plus variée dans ses nuances, ni par

la description la plus minutieuse; ils sont tous indivi-
duels, et peuvent se diversifier à l'infini; ils ne sont
compris que de ceux qui les connaissent, et non pas
indifféremment de tous ceux qui font des signes. Ainsi
le sourd et muet et sa famille habitant le midi ne pourront
jamais se faire comprendre, les signes qu'ils emploient
fussent-ils très naturels, du sourd et muet et de sa famille
habitant le nord, *et vice versa*. Peut-être serais-je bien
fondé à dire à cette occasion qu'il y a autant de signes
locaux qu'il y a de familles qui ont des sourds et muets,
que d'ateliers où ils travaillent, que de sociétés qu'ils
fréquentent, que d'écoles où ils sont élevés. Il n'y a
rien de niable ici; interrogez les faits, ils vous répon-
dront. Le grand prêtre de la mimique universelle, le
doyen des professeurs de l'institution royale des sourds
et muets de Paris, Berthier lui-même, après avoir dicté
par signes à ses collègues, sourds et muets ou non, un
morceau pris au hasard, ne pourra jamais parvenir à
leur faire reproduire le texte primitif sans addition ou
suppression de nuance; il y aura toujours d'omises ou
d'ajoutées quelques idées propres, spéciales au genre,
quelques nuances légères qui en altéreront l'esprit.

Nous avons plusieurs moyens de communication.
Pour que l'un d'eux atteigne son but, il faut qu'il représente les notions que l'esprit se forme des objets;
qu'il soit commun à tous autant que possible. Si l'on vous
donnait une lettre écrite en langue allemande, la com-
prendriez-vous? Evidemment non. Pourquoi? c'est
parce que vous n'en connaissez pas les signes. Toute
langue est formée de signes, et pour la comprendre il

faut connaître ses signes propres, c'est-à-dire ce qu'ils représentent : la parole a ses signes, l'écriture aussi, la mimique aussi, etc.

Celle de toutes les langues qui présente le plus d'inconvénients est peut-être la mimique ; elle exige des sourds et muets de longues et pénibles études, qu'ils oublient presque totalement peu de temps après leur sortie de l'école ; cela est si vrai, qu'on ne peut comprendre leur style, devenu, par le manque de culture, d'une irrégularité extraordinaire, d'une bizarrerie incroyable ; et, conséquence inévitable de la position exceptionnelle dans laquelle ils se trouvent placés, on les voit alors s'éloigner, s'isoler des autres hommes, qui ne les entendent pas, et rechercher la société de ceux qui leur ressemblent, qui comme eux sont isolés au milieu de la société faute de moyens de communication, et qui seuls peuvent les comprendre.

Les parents ont donc tort de faire des signes à leur enfant ? va-t-on nous demander. Oui, ils ont tort ; ils doivent, ainsi que les maîtres qui lui seront donnés, ne lui faire aucun signe, sous aucun prétexte. On va se récrier ; peu nous importe, nous sommes sûr de notre fait. Nous ne saurions trop le répéter, les parents n'ont pas besoin de se servir des signes pour se faire comprendre de leur enfant ; ils doivent aussi veiller avec grand soin à ce qu'il ne se serve pas de ce moyen de communication ; parents et enfants doivent s'en dispenser absolument toute leur vie. Les parents qui font usage des signes ont le plus grand tort : au lieu d'adoucir l'infirmité de leur enfant, ils la rendent plus douloureuse, plus insupportable, et pour lui et pour toute la famille. A une première infirmité ils en ajoutent une seconde : il était sourd, et, malheureuse victime d'un zèle mal entendu, ils le font muet.

C'est ordinairement à l'âge où l'enfant fait preuve de quelque attention que se développe le langage. Si l'on observe bien, l'on verra qu'à cette époque presque tous ces enfants sourds ont parlé pendant un temps plus ou moins long, et que ce n'est que plus tard après qu'ils sont devenus muets. Les parents, sachant leur enfant sourd, ne songent pas qu'il n'est pas encore muet, mais que d'un moment à l'autre il peut le devenir. Persuadés qu'ils sont que la surdité entraîne nécessairement le mutisme, ils ne font aucune attention aux sons qu'il émet, les jugeant ou trop faibles ou trop incohérents pour pouvoir être coordonnés, devenir un langage régulier. Qu'arrive-t-il alors ? Au lieu de tirer parti de ces quelques sons, d'apprendre la parole à leur enfant, ils lui parlent exclusivement par signes. L'enfant, de son côté, docile imitateur, répète les gestes qu'on lui enseigne, s'habitue à ce langage, qui pour le moment suffit à ses besoins, ne fait plus usage des organes vocaux, oublie les quelques sons qu'il a balbutiés, et il est muet. Chose remarquable ! malgré cet abandon, ce défaut d'enseignement, la plus grande partie de ces malheureux enfants prononcent instinctivement pour ainsi dire les mots : *papa, maman, pain, vin*... J'ai fait cette remarque pour la première fois pendant mon séjour à l'institution royale des sourds et muets de Paris, où je fus plutôt pensionnaire qu'élève, puisque je n'ai rien appris autre chose qu'à faire des signes que j'ignorais auparavant. Pendant les récréations, j'ai observé avec soin les élèves nouvellement admis, et je me suis convaincu que la plupart d'entre eux avaient parlé et parlaient. Malheureux adeptes de la mimique, ces jeunes élèves, qui sont entrés sourds à l'établissement, en sont sortis à la fin de leurs études sourds et muets, ayant oublié les quelques mots qu'ils savaient prononcer, ou ne les prononçant plus que d'une manière inintelligible. Inutile de parler ici de ce que j'ai observé dans la suite chez les jeunes sourds que j'ai visités tant à Paris qu'en province.

Mais, puisque vous proscrivez les signes, quels sont, ne manquera-t-on pas de nous demander, vos moyens de communication avec les sourds? Comment pourrez-vous vous faire comprendre d'eux? comment pourront-ils vous transmettre leurs idées, leurs pensées? La réponse est facile; quelques mots suffiront, je pense, pour l'exposer clairement.

Votre enfant est sourd, n'inventez rien pour lui communiquer vos idées; toute invention, quelque bonne qu'elle soit, offre toujours des difficultés. Ne recourez pas aux signes mimiques; ne vous servez pas de la dactylologie, car alors vous attribueriez à l'enfant une grande attention pour suivre une à une chaque lettre que vous lui figurez, vous le supposeriez capable d'un effort de mémoire qui lui est impossible pour retenir les combinaisons de vingt-cinq lettres de l'alphabet. L'écriture ne convient pas davantage; c'est d'ailleurs un moyen de communication impossible chez l'enfant avant trois à quatre ans : donc point de moyens exceptionnels. Pour vous faire comprendre de votre enfant sourd, employez le moyen par excellence, le moyen qu'emploient tous les êtres pour se communiquer leurs pensées, moyen simple, rapide, commun à tous, la parole, avec son accessoire, la lecture sur les lèvres ; parlez à votre enfant sourd, et vous établirez entre lui et vous des rapports intimes.

Ne vous préoccupez pas de la surdité de votre enfant, fût-elle congéniale ; parlez-lui de vive voix, comme si vous parliez à un enfant qui entend, sans hésitation aucune, et avec votre aplomb habituel. Faites-le tous les jours, dans toutes les occasions, à tout propos, peu importe qu'il ne vous ait pas compris, peu importe qu'il vous ait compris ou à peu près ; parlez-lui toujours et sans discontinuer : plus tard il vous comprendra, vous et tous ceux qui seront en rapport avec lui. Mais parler à un sourd ? Oui. Cela vous paraît étrange, peu importe ; parlez-lui toujours, à voix basse ou à tue-tête, comme vous voudrez, mais toujours posément : de là dépend tout le succès de la méthode. Oui, parlez à votre enfant sourd avec courage et persévérance, et vous viendrez à bout de votre tâche : votre enfant ne sera pas muet.

L'enfant qui entend et parle vous a-t-il compris dès les premiers jours que vous lui avez ouvert la bouche ? Non, pas plus que l'enfant sourd à qui vous parlez. La parole est un des agents de la manifestation de nos idées ; elle est sans valeur si elle ne représente rien. Efforcez-vous donc de la faire comprendre, d'en bien démontrer la valeur par l'image des objets qu'elle désigne.

Privé de l'organe de l'ouïe, les impressions visuelles absorberont désormais toute l'attention de votre enfant. Profitez-en dans un but qui lui soit utile. Adressez-lui la parole avec confiance, parlez-lui non pas tout près et contre les oreilles, comme on le fait ordinairément, mais de manière que ses yeux puissent suivre le mouvement de vos lèvres. Il remarquera que vos lèvres remuent, en suivra tous les mouvements, et, naturellement imitateur, il les reproduira tous, en saisira le sens, la valeur, aussitôt que vous aurez fixé son attention sur les objets qu'ils représentent. A mesure qu'il vous verra répéter les mêmes mouvements, dont il connaît déjà la valeur, il vous comprendra sans que vous soyez obligé de lui démontrer la corrélation qui existe entre le signe et l'objet désigné. Pour cela, vous n'avez qu'à lui parler à propos des objets qui vous entourent. Par exemple, montrez-lui votre chapeau, et prononcez-en le nom. Ayant suivi les mouvements de vos lèvres, il prononcera de lui-même, sans que vous l'y forciez, *chapeau*, soit qu'il profère ce mot, soit qu'il forme sans voix les mouvements qu'il remarque quand vous prononcez le même mot.

En continuant à parler à votre enfant, en l'exerçant à tous les instants, vous le verrez bientôt comprendre tous vos mouvements labiaux, les imiter lui-même, et s'en servir aussi pour vous faire connaître ses besoins. Le plus difficile est fait; vous avez rendu votre enfant attentif, vous avez captivé son esprit; maintenant il est apte à la fois à saisir les mots et leur sens, et, allant du connu à l'inconnu, il parviendra aux connaissances les plus abstraites.

L'enfant qui comprend la parole par les yeux au lieu de l'entendre par les oreilles mettra toute son attention à vous bien imiter. Les mouvements de ses lèvres, vous

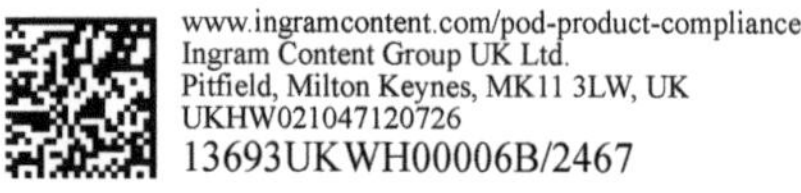